Zahnfleischentzündung

bei Katzen

mit Homöopathie

und mehr Naturheilkunde

selbst behandeln

Kirsten Schulitz

Zahnfleischentzündung bei Katzen

mit Homöopathie und mehr Naturheilkunde
selbst behandeln

Kirsten Schulitz

© 2018

Herstellung und Verlag:

BoD – Books on Demand, Norderstedt

ISBN: 9783752813562

Alle Rechte vorbehalten. Das Werk einschließlich
aller seiner Teile ist urheberrechtlich geschützt.
Nachdruck, auch auszugsweise, sowie Verbreitung
durch Film, Funk, Fernsehen und Internet, durch
fotomechanische Wiedergabe, Tonträger und
Datenverarbeitungssysteme jeder Art nur mit
schriftlicher Genehmigung der Autorin.

Dieses Buch ersetzt selbstverständlich nicht den Gang zum Tierarzt, Tierheilpraktiker oder Katzenhomöopathen.

Die Informationen und Ratschläge in diesem Buch sind mit aller Sorgfalt zusammengestellt und mehrfach überprüft worden. Dennoch kann eine Garantie nicht übernommen werden. Eine Haftung der Autorin für Schäden irgendeiner Art, die sich direkt oder indirekt aus dem Gebrauch der hier vorgestellten Anwendungen ergeben, ist ausgeschlossen. Bitte nehmen Sie bei ernsthaften Beschwerden Ihrer Katze professionelle Diagnose und Therapie durch einen Tierarzt, Tierheilpraktiker oder Katzenhomöopathen in Anspruch.

Die Wirksamkeit der Naturheilkunde, so auch der Homöopathie, ist bisher wissenschaftlich nicht nachgewiesen oder umstritten.

FSC
www.fsc.org

MIX

Papier aus ver-
antwortungsvollen
Quellen
Paper from
responsible sources

FSC® C105338

Inhaltsverzeichnis

Vorwort

Eine Entzündung des Zahnfleisches, der Fachbegriff hierfür ist Gingivitis, kommt bei unseren Katzen leider öfter vor. Weitet sich die Zahnfleischentzündung aus, folgt oft eine Entzündung der gesamten Mundschleimhaut (Stomatitis ist hier der Fachbegriff), bis später dann auch der Rachenbereich mit betroffen sein kann.

Wie kommt es, daß diese Erkrankung bei unseren Katzen so häufig ist? Ich möchte behaupten, daß hier zwei Faktoren eine große Rolle spielen: 1. Unsere Katzen werden überbelastet mit Impfungen, Wurmkuren und Flohmitteln. 2. Die durchschnittliche Ernährung unserer Katzen ist alles andere als natürlich, mehr noch, absolut ungesund.

Beides schwächt das Immunsystem, eine Zahnfleischentzündung ist bei mancher Katze die Folge.

Daher gilt es zum einen, das Immunsystem

der Katze zu stärken, gleichfalls obige Ursachen zu beheben, also die Belastungen zu reduzieren und die Ernährung zu verbessern.

In diesem Buch gehe ich sowohl auf diese Themen ein, ferner führe ich die großartigen Möglichkeiten der Naturheilkunde auf, insbesondere der Homöopathie, die auf sanfte Weise und ohne Nebenwirkungen nicht nur das Immunsystem der Katze stärken, sondern auch die Zahnfleischentzündung der Katze reduzieren bzw. gar beheben können.

Ursachen

Es gibt mehrere Ursachen für die Entstehung einer Zahnfleischentzündung, und so gilt es immer zuerst, diese Ursache genau auszumachen, damit die Katze zum einen richtig therapiert wird, zum anderen diese Ursache behoben wird. Denn nur, wenn die Ursache, also der Grund für die Entzündung, nicht mehr weiter wirkt, kann die Zahnfleischentzündung langfristig gelindert und geheilt werden.

Zahnstein

Zahnstein, nebenbei auch eine Folge des ungesunden industriellen Katzenfutters, kommt bei älteren Katzen öfter vor und kann zu einer Zahnfleischentzündung führen.

Hier muß der Zahnstein entfernt werden. Der Tierarzt macht dies i.d.R. in Narkose mit Ultraschall. Bei starkem Zahnstein sollte dies auch wirklich so gemacht werden, wenn die Katze für die Narkose fit genug ist, wobei es sich meistens um eine nur leichte Narkose handelt.

Ansonsten gibt es auch die Möglichkeit, den Tierarzt zu bitten, den Zahnstein einfach abzukratzen, ohne Narkose. Dies geht natürlich nur dann, wenn die Katze einen entsprechenden entspannten Charakter hat und hier still hält. Natürlich ist dies nicht so gründlich wie mit Ultraschall, aber es erspart die Narkose. Nicht jeder Tierarzt aber ist hierzu bereit...

Kariöse Zähne

Defekte Zähne, Zähne mit Karies, sind ein Bakterienherd und somit eine weitere Ursache für die Zahnfleischentzündung. Und natürlich tun solche Zähne der Katze auch weh. Kariöse Zähne können nicht ausheilen; daher müssen sie gezogen werden. Eine andere Lösung gibt es nicht.

Waren diese defekten Zähne die Ursache für die Entzündung, wird diese bald nach der Zahnentfernung i.d.R. von selber abklingen.

Hier möchte ich auch **FORL** (Feline Odontoklastische Resorptive Läsion) erwähnen. Körpereigene Zellen der Katze zerlöchern hier praktisch die Zähne und die Zahnwurzeln; es handelt sich, so gesehen, um eine Fehlinformation dieser Zellen. Dies ist sehr schmerzhaft für die Katze. Auch diese defekten Zähne können leider nur noch gezogen werden und sollten dies auch. Hat die Katze FORL bzw. wurde dies vom Tierarzt diagnostiziert, hilft zum einen eine allgemeine Stärkung des

Immunsystems. Zum anderen wäre hier eine individuelle, persönliche, gezielte und ganzheitliche Behandlung von einem fachkundigen Tierheilpraktiker bzw. Katzenhomöopathen sinnvoll, der die Katze einmal gesamt und gezielt mit der Naturheilkunde unterstützt. Denn FORL gilt in der Schulmedizin als unheilbar, die Homöopathie bzw. eine ganzheitliche natürliche Behandlung hat hier durchaus aber ihre Chancen.

Ungesunde Ernährung

Die Ernährung unserer Katzen ist immer die Basis für ein gutes Immunsystem, für Gesundheit oder Krankheit.

Doch was geben wir unseren Katzen? Industrielles Katzenfutter, das der natürlichen Ernährung, der lebenden Maus, so gut wie gar nicht mehr entspricht. Dieses Fertigfutter ist nicht nur erhitzt, wodurch viele Vitamine, etc. verloren gehen, oft enthält es ferner für die Katze ungesunde Zutaten wie Zucker, Getreide, Farb- und Konservierungsstoffe.

Trockenfutter gar enthält so gut wie gar keine der ursprünglichen Vitamine und Mineralstoffe mehr, denn die ursprünglichen Zutaten wurden nicht nur erhitzt, sie wurden auch getrocknet und dehydriert.

Je weiter weg die Katze von der natürlichen Ernährung, der lebenden Maus, entfernt ernährt wird, umso ungesünder ist diese Ernährung. Trockenfutter ist daher sowohl das Unnatürlichste als auch das

Ungesündeste.

Wählen Sie daher **Feuchtfutter, das keine ungesunden Zutaten enthält.** Meiden Sie Zucker und versteckte Zucker wie Glukose, Getreide, Farb- und Konservierungsstoffe. Wählen Sie stattdessen hochwertige Feuchtfutterangebote, gerne aus dem biologischen Bereich. Der größere Fachhandel und auch das Internet bieten heute eine sehr gute und große Auswahl. Lesen Sie sich daher immer genau die Zutaten und Zusatzstoffe durch.

Vermutet wird auch, daß eine Zahnfleischentzündung mit die Folge ist, daß Fertigfutter das natürliche Verhältnis von Kalzium und Phosphor, das ca. 1:1 ist, nicht einhält. Diese Angaben sind aber leider nicht immer deklariert.

Natürlich aber müssen die Zähne auch etwas zum Knabbern haben, denn hierfür sind sie ja da. So enthält die Maus auch Knochen. Wenn Sie Fertigfutter geben, wäre es daher gut, wenn die Katze zusätzlich ab und zu rohes Fleisch, am besten bio, gerne Pute oder Hühnchen, erhält, das sie entsprechend zerbeißen muß.

Wenn Sie die lebende Maus so gut wie möglich ersetzen möchten, sollten Sie am besten barfen. Dies ist die pure Rohernährung. Hier geben Sie der Katze alles, was die Maus enthält: Fleisch, Innereien, Eischale zum Ersatz der Knochen, ein wenig Urgetreide, etwas Obst, Gemüse, Kräuter, etc. - in den Verhältnissen, die die lebende Maus enthält.

Belastungen

Alles, was Körper und Seele belastet, kann das Immunsystem schwächen und somit die Zahnfleischentzündung fördern.

Hierzu zählen Impfungen, Wurmkuren, Flohmittel, Narkose und natürlich Medikamente, aber auch seelische Belastungen wie Kummer und Streß.

Was **Impfungen** betrifft, so haben diese immer auch ihre Schattenseiten. Keine Impfung schützt wirklich zu 100%, jede Impfung aber kann theoretisch eine Impfreaktion auslösen. Denn mit jeder Impfung bekommt der Körper ja Fremdstoffe bzw. Viren gespritzt. Auch kommt es immer wieder vor, daß z.B. eine Impfung gegen Katzenschnupfen genau diesen auslöst. Sie sollten sich daher gut informieren, gerade auch über die Schattenseiten, und dann entscheiden, ob Sie Ihre Katze wirklich impfen lassen oder nicht. Ferner sind insbesondere jährliche Impfungen mehr als übertrieben, denn die meisten Impfstoffe halten (wenn überhaupt) mehrere Jahre.

Regelmäßige **Wurmkuren** werden leider oft gegeben bzw. gar vom Tierarzt empfohlen, dies auch dann, wenn die Katze gar keine Würmer hat. Doch jede Wurmkur ist pure Chemie, die den Körper der Katze stark belastet. Daher sollte Ihre Katze nur dann eine Wurmkur bekommen, wenn sie relativ gesichert diese Parasiten in sich hat; eine Kotprobe beim Tierarzt kann hier Aufschluß geben. Bandwürmer, die am häufigsten bei erwachsenen Katzen auftreten, kann man auf natürliche Weise gut mit **Thymian** austreiben, den man der Katze einfach unters Futter mischt.

Flohmittel sind ebenso die pure Chemie, die den Körper belastet. Bei Flohbefall hat sich **Kokosöl** (am besten bio) bewährt, womit man die Katze einreibt.

Jedes **Medikament** hat natürlich mögliche Nebenwirkungen und belastet Körper und Organe, insbesondere Leber und Nieren. Sollte Ihr Kätzchen Medikamente bekommen, wäre es eine Überlegung wert, einmal einen fachkundigen Tierheilpraktiker bzw. Katzenhomöopathen aufzusuchen, um zu sehen, ob das eine oder andere Medikament ggf. durch die Naturheilkunde ersetzt werden könnte.

Wie bei uns Menschen reagiert auch der Körper der Katze oft mit Krankheiten, wenn ihre **Seele** leidet. Natürlich läßt sich auch bei unseren Katzen nicht jeder Streß vermeiden, denn so ist nun einmal das Leben. Dies aber im Hinterkopf, sollten Sie schon versuchen, daß Ihre Katze ein entspanntes, glückliches und friedliches Leben führen kann, ohne zu viel Kummer, zu viel Streß, etc. Gibt es hier dennoch ggf. Schwierigkeiten oder Punkte, die verbessert werden könnten, z.B. weil Ihre Katzen sich untereinander nicht so verstehen, Ihre Katze auf Ihr Baby eifersüchtig ist, etc., gibt es z.B. auch die Möglichkeit, sich an einen guten Katzenpsychologen zu wenden, der Ihnen aufzeigt, wie Sie durch Ihr Verhalten Ihrem kleinen Tiger helfen, mit der Situation besser und entspannter zurecht zu kommen.

Geschwächtes Immunsystem

Daß ein geschwächtes Immunsystem zu körperlichen Beschwerden, so auch zu einer Zahnfleischentzündung, führen kann, ist natürlich offensichtlich.

Geschwächt wird das Immunsystem durch alles obige, das ich bereits erwähnt habe: ungesunde Ernährung, ein Zuviel an Medikamenten, Impfung, Wurmkuren und Flohmittel, ebenso aber auch durch Kummer und Streß.

Natürlich gibt es noch weitere Dinge, die das Immunsystem belasten und somit schwächen können, praktisch alles, was für die Katze ungesund ist: aggressive Reiniger, ätherische Öle, Pestizide, Zugluft, Nikotin, starke Duftstoffe, nicht artgerechtes Katzenleben, uvm.

Daher, wenn Ihre Katze bereits krankheitsanfällig ist, sollten Sie versuchen, soweit möglich, alles zu vermeiden, was ihr Immunsystem zusätzlich belastet.

Niereninsuffizienz

Eine Niereninsuffizienz ist durchaus auch eine mögliche Ursache dafür, daß sich das Zahnfleisch der Katze entzünden kann. Auch hier muß die Ursache angegangen werden, die Niereninsuffizienz also behandelt, die Nieren gezielt unterstützt werden.

Arbeiten die Nieren wieder besser, wird i.d.R. auch die Zahnfleischentzündung automatisch zurück gehen.

Dennoch kann es auch hier nicht schaden, die Zahnfleischentzündung zusätzlich direkt zu behandeln, gerade auch mit der Naturheilkunde, insbesondere der Homöopathie, wie ich in einem späteren Kapitel noch ausführlich schildere.

Gerade auch bei einer Nierenschwäche hat die Homöopathie sehr gute Möglichkeiten. Hier empfehle ich Ihnen mein Buch *Niereninsuffizienz bei Katzen gezielt mit Homöopathie und der richtigen Ernährung selbst behandeln*.

Leukose

Eine Zahnfleischentzündung ist bei einer Katze mit Leukose sehr oft anzutreffen. Hier sollte die Entzündung auf jeden Fall behandelt werden, denn durch die Leukose ist das Immunsystem leider für sich geschwächt.

Leukose kann vom Tierarzt im Blutbild festgestellt werden.

Dennoch aber muß eine Katze mit Leukose natürlich auch keine Zahnfleischentzündung haben; in diesem Fall braucht und sollte nichts entsprechendes unternommen werden.

Zusätzlich zur Behandlung der Zahnfleischentzündung wäre es bei einer Katze mit Leukose gut, wenn sie einmal individuell, gesamt und ganzheitlich von einem fachkundigen Tierheilpraktiker bzw. Katzenhomöopathen behandelt wird.

Schulmedizin

Auch wenn es hier natürlich um die Naturheilkunde geht, möchte ich dennoch aufzeigen, wie die Schulmedizin, der Tierarzt, i.d.R. eine Zahnfleischentzündung behandelt. Dies zum einen, um die Unterschiede aufzuzeigen, zum anderen aber auch, weil die Schulmedizin durchaus auch ihre Berechtigung hat und helfen kann, insbesondere dann, wenn man überbrücken muß, Zeit gewinnen will, weil die Katze z.B. wegen der Entzündung nicht frißt, die Naturheilkunde aber ggf. nicht sofort ausreichend hilft oder ein Mittel nicht gleich zur Verfügung steht.

Antibiotika

Mit großer Wahrscheinlichkeit wird der Tierarzt bei einer Zahnfleischentzündung zuerst einmal zu Antibiotika greifen. Entweder, er wählt ein Antibiotika-Depot, das also über einen längeren Zeitraum im Körper bleibt, oder er rät zu täglichen Gaben.

Antibiotika töten immer nur Bakterien, nicht aber Viren. Dies muß man zum einen wissen. Ferner unterdrücken Antibiotika nur die Symptome, gehen aber nicht an die Ursache.

Gerade bei chronischen Beschwerden, so auch bei der chronischen Zahnfleischentzündung, kann man daher davon ausgehen, daß die Beschwerden sofort wie anfangs wieder auftreten, sobald die Antibiotika nicht mehr gegeben werden bzw. das Depot ausgelaufen ist.

Und so kommt es dann entweder zu dauerhaften Antibiotikagaben, oder aber der Tierarzt geht zu weiteren schulmedizinischen Maßnahmen über, die ich gleich anschließend aufführe.

Immer aber belasten Antibiotika auch den Körper und schwächen das Immunsystem zusätzlich.

Daher macht es aus naturheilkundlicher Sicht nur dann Sinn, der Katze Antibiotika zu geben, wenn es sich mit großer Wahrscheinlichkeit um einen vorübergehenden bzw. kurzen Zeitraum handelt. Dies ist z.B. dann der Fall, wenn die Katze aufgrund der Zahnfleischentzündung nicht fressen mag, die Katze erst einmal ein wenig Erleichterung erhalten soll, um dann anschließend mit der Homöopathie bzw. Naturheilkunde zu beginnen oder fortzufahren.

Erwähnen möchte ich, daß Antibiotika, wie auch Cortison, insbesondere die Homöopathie stark stören bzw. zunichte machen. Daher sollte man i.d.R. erst dann mit der Homöopathie beginnen, wenn die Katze keine Antibiotika mehr bekommt.

Schmerzmittel

Oft gibt der Tierarzt zusätzlich zu den Antibiotika ein Schmerzmittel mit. Hat die Katze starke Schmerzen, sollte man durchaus überlegen, ihr dies anfangs zu geben, damit es ihr ein wenig besser geht, sie keine Schmerzen mehr hat, sie zumindest wieder frißt.

Ein guter Tierarzt wird gerade beim Schmerzmittel dazu raten, dies nicht dauerhaft zu geben, sondern nur dann, wenn wirklich erforderlich, also nur dann, wenn die Katze wirklich wegen Schmerzen nicht fressen mag.

Denn natürlich belastet auch jedes Schmerzmittel den Körper, auch die Organe, hat mögliche Nebenwirkungen.

Cortison

Helfen Antibiotika nicht ausreichend bei der Zahnfleischentzündung, ist der nächste Schritt des Tierarztes oft, nun Cortison zu geben.

Mancher Tierarzt gibt, auch dies möchte ich erwähnen, beides von Anfang an gleichzeitig, Cortison und Antibiotika.

Für Cortison gilt das Gleiche wie für Antibiotika. Es belastet Körper und Organe, hat mögliche Nebenwirkungen, unterdrückt nur die Symptome. Es stört die Homöopathie.

Eine Katze mit Zahnfleischentzündung, die Cortison bekommt, wenn sie nicht anderweitig, wie mit der Naturheilkunde, unterstützt wird, wird aller Wahrscheinlichkeit nach ein Leben lang Cortison bekommen.

Denn sobald sie das Cortison nicht mehr bekommt, sobald das Depot nicht mehr im

Körper ist, werden die Beschwerden wieder auftreten, garantiert.

Bei Cortison ist zusätzlich zu beachten, daß eine Art Gewöhnung des Körpers eintritt. Bei täglichen Gaben, auch dies möchte ich erwähnen, darf Cortison nicht abrupt abgesetzt werden; es muß nach und nach ausgeschlichen werden.

Es gibt Katzen, die sehr gut mit dem Cortison bei einer Zahnfleischentzündung zurecht kommen, dies gut vertragen. Dennoch sollte man sich immer fragen, wie lange dies der Fall sein wird.

Katzen mit Leukose und Zahnfleischentzündung sollten jedoch kein Cortison erhalten. Denn dies schwächt das bereits geschwächte Immunsystem stark zusätzlich, und es kann durchaus vorkommen, daß das Cortison die Leukose ausbrechen läßt.

Zähne ziehen

Helfen der Katze weder Antibiotika noch Cortison bzw. belasten diese den Körper zu sehr, rät der Tierarzt als nächsten Schritt sehr oft zum Ziehen der Zähne, zumindest der Backenzähne.

Ich möchte darauf hinweisen, daß hier gesunde (!) Zähne gezogen werden.

Vertraut man den Auskünften der Tierärzte, und vieles spricht durchaus dafür, verschwindet die Zahnfleischentzündung bei einem Großteil der Katzen nach Entfernung der Zähne. Das Problem ist also gelöst, keine Zahnfleischentzündung mehr, weder Antibiotika noch Cortison oder Schmerzmittel sind danach erforderlich, alles ist gut.

Dennoch aber ist dies natürlich ein sehr rigoroser Schritt, denn die Zähne sind dann auf jeden Fall weg. Die Katze hat nach diesem Eingriff, und es handelt sich hier natürlich um eine OP, keine Zähne mehr bzw. nur noch wenige.

Daher sollte man sich gut überlegen, ob man dies wirklich machen läßt. Zum einen weiß niemand im voraus wirklich, ob Ihre Katze nicht doch zu dem kleinen Prozentteil gehört, bei der das Zähne ziehen nicht hilft. Zum anderen ist diese Operation natürlich nicht mehr rückgängig zu machen.

Mein Rat ist daher, bevor man an so eine OP denkt, vorher wirklich alles zu versuchen, gerade auch die Naturheilkunde anzugehen, bevor die Zähne wirklich entfernt werden.

Homöopathie

Die Homöopathie ist eine sanfte Naturheilkunde, ohne Körperbelastung und ohne Nebenwirkungen. Dennoch aber sollte man durchaus auch Respekt vor der Homöopathie haben und achtsam die Mittel geben.

Angeboten werden homöopathische Mittel als Globuli (kleine Streukügelchen aus Rohrzucker), als Tabletten auf Milchzuckerbasis und in flüssiger Form mit Alkohol. Für unsere Katzen sind Tabletten und Globuli vorzuziehen, wobei erfahrungsgemäß **Globuli** die praktikabelste Variante sind.

Homöopathische Mittel gibt es in der Apotheke, sowohl vor Ort als auch natürlich bei Online-Apotheken.

Grundsätzlich sind homöopathische Mittel potenziert. Dies ist eine spezielle Art der Verdünnung, hier Potenzierung. Es liegt somit in der Homöopathie nicht mehr die eigentliche Ursubstanz vor, sondern die potenzierte, verdünnte Variante.

Hohe Potenzen ab C30 sollten nur dem erfahrenen Homöopathen vorbehalten sein.

Wählen Sie selber daher bitte **niedrige Potenzen,** wie hier auch geschildert, insbesondere die **D6, D12 und D30.**

Potenziert wird in 10er-Schritten bei D-Potenzen und mit dem Faktor 100 bei C-Potenzen.

Eine Gabe für eine Katze entspricht ca. **5 Globuli bzw. 1 Tablette.** Tabletten können Sie ganz einfach zermalmen und in ein wenig Kondensmilch oder Futtersoße der Katze anbieten.

Die Globuli können Sie entweder der Katze direkt sanft seitlich ins Mäulchen einstreichen. Oder aber Sie lösen die Globuli z.B. in ein wenig Kondensmilch auf und bieten dies so Ihrer Katze an.

Da homöopathische Mittel am besten mit der Mundschleimhaut in Kontakt kommen sollten, ist davon abzuraten, es der Katze ins Futter zu geben. Entsprechend bitte schon gar nicht in Leckerlies o.ä. verstecken.

Wenn Sie pro Tag mehrere Gaben der Katze geben, sollten Sie am besten einen zeitlichen Abstand von mindestens **2 Stunden** zwischen den Gaben einhalten, damit jedes Mittel für sich wirken kann. Dies gilt auch dann, wenn Sie zusätzlich zur Homöopathie Schüßler-Salze anwenden.

Sulfur D 30

Sulfur (Schwefel) in der Potenz D 30 ist als erste Gabe dann sinnvoll, wenn die Katze vorher Medikamente erhalten hat wie Antibiotika bzw. Cortison, um ihren Körper zuerst einmal **homöopathisch zu reinigen**, bevor weitere Mittel gegeben werden im Hinblick auf die Zahnfleischentzündung.

Gebe Sie hier dann eine vorerst einmalige und einzige Gabe, und warten Sie ein wenig ab, ob die Entzündung ggf. hierdurch schon besser wird.

Sulfur ist ebenfalls dann angezeigt, wenn die Vermutung besteht, daß ungesunde Stoffe die Ursache für das geschwächte Immunsystem und somit die Zahnfleischentzündung waren, wie z.B. ätherische Öle, aggressive Reiniger, auffällige Duftstoffe, etc.

In diesem Fall geben Sie Ihrer Katze 1mal am Tag jeweils eine Gabe Sulfur, bis die Entzündung deutlich zurück geht; dann nicht weiter geben. Hilft Sulfur hier aber nicht bzw. nicht ausreichend, nicht mehr als 3 Gaben.

Mercurius solubilis D12

Mercurius (Quecksilber), hier vorzugsweise die Potenz D12, ist das erste **pauschale Mittel bei Entzündungen,** so auch bei der Zahnfleisch- und Mundschleimhautentzündung.

Wenn Mercurius angezeigt ist, hat die Katze oft auffällig Durst, die Lymphknoten mögen geschwollen, das Zahnfleisch mag gar ein wenig blutig sein. Oft speichelt hier die Katze, manchmal auch dies mit etwas Blutbeimengung.

Daher ist Mercurius pauschal oft zumindest einen Versuch wert.

Hier gibt man der Katze ein bis zweimal am Tag (je nach Heftigkeit der Beschwerden) jeweils eine Gabe. Bei Besserung kann reduziert werden auf nur eine Gabe am Tag. Mercurius erhält die Katze so lange, bis sie keine Beschwerden mehr hat.

Hilft Mercurius aber nicht, nicht länger als 5 Tage maximal lang geben.

Apis mellifica D6

Apis ist die Honigbiene. Hier hat sich die Potenz D 6 bewährt.

Wenn Apis angezeigt ist, erkennt man auf jeden Fall deutliche **Schwellungen,** sprich, das Zahnfleisch ist deutlich rot und geschwollen.

Auch der innere Rachen mag hier geschwollen sein, ebenso ggf. die Mandeln.

Wenn also eine **feuerrote Schwellung** im Vordergrund steht, ist Apis das Mittel der Wahl.

Man gibt der Katze 1 bis 3 Gaben am Tag, über den Tag verteilt. Wird es besser, reduziert man die Gaben auf 1 bis 2 am Tag und gibt Apis so lange, bis die Katze keine Zahnfleischentzündung mehr hat bzw. zumindest die Schwellungen zurück gegangen sind.

Hilft Apis jedoch nicht, maximal 5 Gaben.

Belladonna D6

Belladonna (Tollkirsche) in der Potenz D6 ist bei einer **sehr heftigen Entzündung i.d.R. ohne Schwellung** angezeigt, gerade auch dann, wenn die Beschwerden recht plötzlich auftraten bzw. schlimmer wurden.

Normalerweise steht Belladonna als Mittel der Wahl im Entzündungsstadium vor Mercurius, die erste Phase der Entzündung spricht also für Belladonna, erst wenn die Entzündung länger besteht bzw. weiter fortgeschritten ist, geht man zu Mercurius über, doch meine Erfahrungen zeigen, daß sich dies bei einer Zahnfleisch- und Mundschleimhautentzündung anders verhält. Belladonna kann also auch dann noch angezeigt sein, wenn die Entzündung schon länger besteht, Mercurius aber z.B. nicht hilft.

Entscheidend ist bei Belladonna die Heftigkeit der Beschwerden, insbesondere eine deutliche Rötung der Bereiche, aber eben ohne Schwellungen (dann wäre eher Apis angezeigt).

Erfahrungsgemäß reicht oft eine einzige Gabe Belladonna, um die Heftigkeit zu reduzieren.

Hiernach aber sind dann oft weitere homöopathische Mittel erforderlich, je nachdem, wie sich anschließend die Symptome genau äußern.

Hepar sulfuris D12

Bei Hepar sulfuris (Kalkschwefelleber), bitte auf jeden Fall die Potenz D12 wählen, steht deutlich eine **Eiterung** im Vordergrund.

Nur dann also, wenn die Zahnfleischentzündung sich mit Eiter äußert, wobei auch das Speicheln der Katze sehr dickflüssig bzw. eitrig sein kann, ist Hepar sulfuris angezeigt. Nicht selten riech der Eiter auch entsprechend auffällig bzw. die Katze riecht deutlich unangenehm aus dem Mund.

Ebenso auffällig ist hier, daß die Katze im Mundbereich absolut berührungsempfindlich ist.

Hepar sulfuris gibt man der Katze einmal am Tag, bis zumindest der Geruch zurück gegangen ist, kein Eiter mehr vorhanden, die Katze nicht mehr dickflüssig speichelt.

Hilft Hepar sulfuris aber nicht, nicht länger als 4 Tage am Stück geben.

Nitricum acidum D6

Nitricum acidum, oft auch umgekehrt notiert als Acidum nitricum, hier die D6, ist die Salpetersäure.

Hier sind auf jeden Fall **Zahnfleisch und Mundbereich** gesamt betroffen, und der **Speichel, oft blutig, fließt deutlich. Der Atem mag faulig riechen.**

Hier schmerzt die Entzündung die Katze sehr, sie mag gar hörbar Schmerzen äußern, z.B. beim Versuch zu fressen. Denn diese Schmerzen werden beim Menschen als **wie bei Splittern** beschrieben.

Zusätzlich erkennt man oft auch Halsweh bei der Katze, was sich bei ihr in Schluckbeschwerden bzw. -auffälligkeiten äußert.

Nitricum acidum, wenn es angezeigt scheint, gibt man der Katze 1 bis 3mal am Tag, je nach Heftigkeit der Beschwerden; bei Besserung reduziert man auf 1 bis 2 Gaben am Tag, bis sie zumindest keine

Schmerzen mehr zeigt.

Wenn Nitricum acidum aber nicht hilft, nicht länger als 3 Tage am Stück geben.

Gingivitis-Nosode D 30

Nosoden kennzeichnen deutlich das Urprinzip der Homöopathie: Was einen Gesunden krank macht, macht einen Kranken gesund. Sie werden direkt aus den eigentlichen Erregern hergestellt, hier also aus Erregern einer Zahnfleischentzündung.

Daher ist auch die Gingivitis-Nosode fast immer einen pauschalen Versuch wert bei eine Zahnfleischentzündung.

Man gibt der Katze einmal am Tag eine Gabe, bis die Entzündung zurück geht.

Tut sich aber nichts bei diesen Gaben, die Nosode bitte nicht länger als 3 Tage lang geben.

Wie geht man nun vor, wenn man sich nicht ganz sicher ist, welches Mittel angezeigt ist?

Hat die Katze vorher Medikamente bekommen wie Antibiotika bzw. Cortison, sollte sie am ersten Tag Sulfur D30 einmalig erhalten.

Danach, ab dem Folgetag, gibt man am besten das Mittel, das am ehesten passend scheint.

Das Beste ist, Sie geben immer **nur ein Mittel zur Zeit.** Denn so können Sie zum einen dieses Mittel für sich alleine gut einschätzen. Zum anderen können sich die Mittel auch untereinander stören, es können auch so genannte Antidote sein (die Mittel heben sich gegenseitig auf). Dies ist Fachbereich eines erfahrenen Homöopathen, so daß Sie selber am besten immer nur ein Mittel zur Zeit, also zumindest pro Tag, ausprobieren sollten.

Sind die Symptome für Sie schlecht genauer einschätzbar oder nicht eindeutig, beginnen Sie (ggf. nach Sulfur) zuerst mit Mercurius. Reicht dies nicht, anschließend die Gingivitis-Nosode geben.

Geht es der Katze nach obigem Pauschalen immer noch nicht besser, testen Sie sich langsam nach und nach mit den anderen Mitteln heran, überprüfen jeweils aber immer, ob die Symptombeschreibung auch passen könnte, doch auch hier immer nur eines zur Zeit, also eines nach dem anderen, wie jeweils bei den Mitteln beschrieben.

Mehr Naturheilkunde

Die Natur bietet immer unzählige Möglichkeiten, man muß sie nur kennen. Hier möchte ich weitere sanfte Unterstützungen für die Katze empfehlen, die ihr helfen, ihre Zahnfleischentzündung zu reduzieren.

All diese natürlichen Unterstützungen hier können zusätzlich helfen, die Beschwerden der Katze zu minimieren, für sich alleine aber reichen Sie im Normalfall nicht aus. Daher diese Ratschläge bitte als Zusatzgaben ansehen und der Katze entsprechend zusätzlich zur Homöopathie verabreichen.

Schüßler-Salze

Schüßler-Salze sind zwar auch homöopathische Mittel, doch sie wirken ein wenig anders, denn sie regulieren den Mineralstoffhaushalt.

Schüßler-Salze gibt es i.d.R. in Tabletten. Die Darreichung entspricht den Gaben, wie bei homöopathischen Mitteln beschrieben. Eine Gabe entspricht somit einer Tablette, die man ganz einfach zu Pulver zermalmen kann. Dieses Pulver mischt man z.B. in ein wenig Kondensmilch und gibt es so der Katze.

Anders als bei homöopathischen Mitteln aber können und sollten Schüßler-Salze über einen längeren Zeitraum gegeben werden, mindestens zwei Wochen lang, je nach Beschwerden bis zu einem Monat.

Diese Salze reichen i.d.R. alleine nicht aus, wirken aber unterstützend. Man gibt sie also zusätzlich zur Homöopathie.

Man bekommt Schüßler-Salze ebenfalls in der Apotheke.

Salz Nr. 3: Ferrum phosphoricum D12

Ferrum phosphoricum gilt als das **„Salz des Immunsystems"**. Daher kann es ganz pauschal helfen, das Immunsystem der Katze zu stärken. Zusätzlich ist es angezeigt bei Entzündungen im Anfangsstadium.

Die Katze erhält einmal am Tag eine Gabe, zwei bis 4 Wochen lang, je nach Heftigkeit der Beschwerden.

Salz Nr. 4: Kalium chloratum D6

Kalium chloratum ist das **„Salz der Schleimhäute"** und daher ebenfalls bei einer Entzündung von Zahnfleisch und Mundinnenbereich angezeigt. Als homöopathisches Mittel, das es ja auch ist, wird es ebenfalls bei einer Stomatitis, also einer **Entzündung der Mundschleimhaut,** eingesetzt.

Die Katze erhält ein bis drei Gaben am Tag von diesem Salz, über den Tag verteilt, ebenfalls für 2 bis 4 Wochen. Häufigkeit und Länge der Gaben sind abhängig auch hier von der Heftigkeit der Beschwerden.

Kolloidales Silber

Kolloidales Silber ist ebenfalls etwas rein Natürliches. Es besteht aus Silberfeinstpartikeln. Und es ist bei einer Zahnfleischentzüng Gold wert – ein schönes Wortspiel...

Es gilt u.a. auch als **„natürliches Antibiotikum".**

Bewährt hat sich eine Dosierung von **25 ppm.**

Dieses kolloidale Silber, das es ebenfalls in der Apotheke zu kaufen gibt, ist entweder als Sprühflasche erhältlich oder als reines Fläschchen mit Flüssigkeit.

Eine gute Alternative aber ist, den Inhalt umzufüllen in ein Fläschchen mit Pipette.

Zum einen kann man der Katze täglich ein klein wenig kol. Silber aufs Futter geben.

Das Beste aber wäre, und dann ist das Silber wirklich „Gold wert", wenn es möglich ist, der Katze täglich ein wenig kolloidales Silber **direkt ins Mäulchen auf die entzündeten Stellen** zu geben. Dies ist natürlich nicht so einfach, und nicht jede Katze läßt dies zu. Genau hierfür aber hat sich die Nutzung des Fläschchens mit Pipette bewährt. Und einen Versuch ist es allemal wert.

Wehrt sich die Katze aber sehr bei dieser Gabenart bzw. ist diese Darreichung nicht möglich, versuchen Sie, ob Sie ihr das kolloidale Silber zumindest direkt ins Mäulchen geben können. Für diese Variante ist eine Einwegspritze (ohne Nadel) hilfreich, in die man ein wenig kol. Silber füllt, dies der Katze sanft seitlich ins Mäulchen eingibt.

Ganz wichtig aber ist immer auch, daß die Gabe für die Katze wirklich o.k. ist. Denn ein Zwang sollte nie entstehen, da dies der pure Streß für eine Katze ist.

Die maximale Menge sollte ca. ein Teelöffel

pro Tag betragen.

Kolloidales Silber gibt man der Katze so lange, bis die Entzündung deutlich zurück gegangen ist.

Moringa

Moringa wird auch als „Wunderbaum" bezeichnet. Zum einen kann man alles von ihm essen (Blätter, Stiele, Wurzel, Samen), zum anderen enthält er eine stark erhöhte **Vitamin- und Mineralstoffdichte.** Und genau daher ist Moringa prima, um das **Immunsystem der Katze gesamt zu stärken.**

Wählen Sie Moringa olifeira und achten Sie auf eine gute Qualität, am besten bio. Moringa erhalten Sie in guten Reformhäusern und im Internet.

Vorzuziehen ist das reine Pulver, von dem man der Katze täglich ein kleine Menge, ca. eine Messerspitze, unters Futter mischt.

Moringa hat einen gewissen Eigengeschmack bzw. ist ein wenig scharf; auch daher darf die Menge nicht zu groß sein, denn die Katze soll es ja fressen...

Moringa kann die Katze gerne länger erhalten, bis es ihr deutlich besser geht.

Nachwort

Ich hoffe sehr, daß die Informationen in diesem Buch Ihrer Katze zu mehr Gesundheit und Wohlbefinden verhelfen und sie ein langes, gesundes und glückliches Leben mit Ihnen verbringen wird.

Auch wenn die Zahnfleischentzündung vielleicht nicht ganz verschwinden wird, wenn Ihre Katze gut mit den restlichen Symptomen zurecht kommt, sie gut frißt, sie vor allem keine Medikamente mehr braucht, dann haben Sie und Ihre Katze schon sehr viel gewonnen.

Ansonsten möchte ich Ihnen ans Herz legen, sich zusätzlich an einen erfahrenen und fachkundigen Tierheilpraktiker bzw. Katzenhomöopathen zu wenden.

Ihre Kirsten Schulitz

Weitere Katzenbücher von Kirsten Schulitz

Das Katzengesundheitsbuch
Krankheiten vermeiden
und das Immunsystem stärken
mit einer gesunden Katzenernährung
ohne körperliche und seelische Belastungen
ISBN 978-3738627459

Symptomatische Homöopathie für Katzen
Homöopathische Hausapotheke
ISBN 978-3848221943

Ganzheitliche Katzenfibel
Alternativer Ratgeber
für ein glückliches und gesundes
Katzenleben
ISBN 978-3837092882

Niereninsuffizienz bei Katzen
gezielt mit Homöopathie
und der richtigen Ernährung
selbst behandeln
ISBN 978-3744887991

Hilfe, meine Katze leckt sich kahl!
Ursachen und Behandlungsmöglichkeiten,
wenn die Katze sich ihr Fell ausleckt;
mit Bachblüten und Homöopathie
ISBN 978-3741255892

Samtpfötchen genannt
Katzengedichte
(gebundene Ausgabe mit Farbfotos)
ISBN 978-3743139947

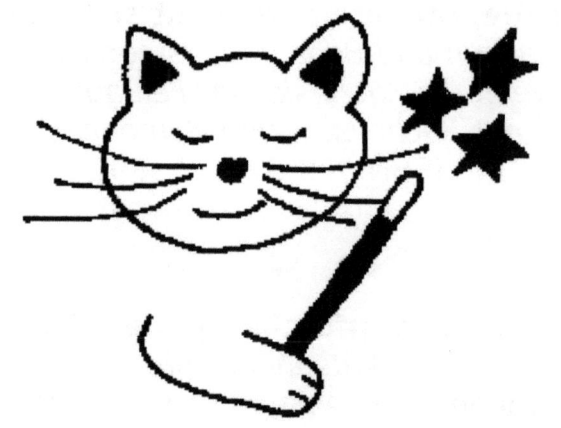

Kirsten Schulitz im Internet:

www.Katzensprechstunde.de
Ganzheitliche Katzenberatung weltweit
Katzenhomöopathie und -psychologie

www.naturgesunde-Katze.de
Gesunde Katzen durch Homöopathie und
eine natürliche Basis

www.Katzenportal.net
Ganzheitliches Katzenportal

www.Teneriffakatzen.net
Katzenblog: Mein Leben mit Katzen auf
Teneriffa

www.KirstenSchulitz.net
Kirsten Schulitz: Autorin,
Katzenhomöopathin und -psychologin

Facebook:
www.facebook.com/kirsten.schulitz

YouTube:
Kirsten Schulitz